D'UNE

VARIÉTÉ D'EXANTHÈME

OBSERVÉE

DANS L'EMBARRAS GASTRIQUE AIGU FÉBRILE

PAR

G. HERBLAND MORIN
Ancien interne des hôpitaux.
(Lourcine; la Salpêtrière, 1882; Hôtel-Dieu, 1883-1884-1885),
Médaille de bronze de l'Assistance publique,
Docteur en médecine de la Faculté de Paris,
Docteur en droit de la Faculté de Paris.

PARIS
G. STEINHEIL, LIBRAIRE-ÉDITEUR
SUCCESSEUR DE H. LAUWEREYNS
2, RUE CASIMIR-DELAVIGNE, 2

1886

D'UNE VARIÉTÉ D'EXANTHÈME

OBSERVÉE DANS

L'EMBARRAS GASTRIQUE AIGU FÉBRILE

D'UNE

VARIÉTÉ D'EXANTHÈME

OBSERVÉE

DANS L'EMBARRAS GASTRIQUE AIGU FÉBRILE

PAR

G. HERBLAND MORIN
Ancien interne des hôpitaux.
(Lourcine; la Salpêtrière, 1882; Hôtel-Dieu, 1883-1884-1885),
Médaille de bronze de l'Assistance publique,
Docteur en médecine de la Faculté de Paris,
Docteur en droit de la Faculté de Paris.

PARIS
G. STEINHEIL, LIBRAIRE-ÉDITEUR
SUCCESSEUR DE H. LAUWEREYNS
2, RUE CASIMIR-DELAVIGNE, 2

1885

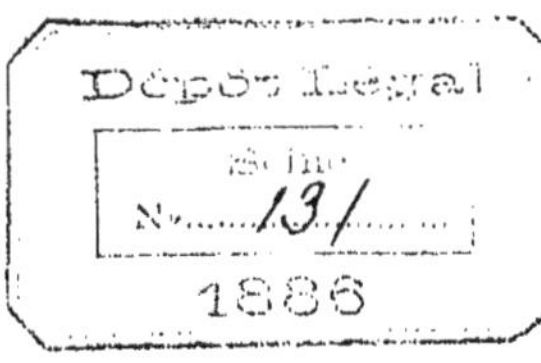

D'UNE

VARIÉTÉ D'EXANTHÈME

OBSERVÉE DANS

L'EMBARRAS GASTRIQUE AIGU FÉBRILE

(FIÈVRE GASTRIQUE, FIÈVRE SYNOQUE)

I

Nous rapportons dans ce travail sept observations d'exanthèmes observés au cours de cette affection fébrile peu grave, à laquelle on a donné tant de noms différents, dont les plus usités en France sont ceux de fièvre synoque, de fièvre gastrique et d'embarras gastrique aigu fébrile.

Dans ces sept cas, recueillis cinq à l'hôpital et deux en ville, l'exanthème s'est présenté avec des caractères physiques, une marche et une terminaison constamment identiques.

Le premier de ces cas observés par nous date du mois de mai 1884. Une confluence particulière de l'éruption avait attiré notre attention. Depuis ce temps, mis en éveil, nous avons recherché sur nos malades, atteints d'embarras gastrique aigu fébrile, l'apparition d'un exanthème de même ordre, et, en les examinant avec soin, nous avons eu la bonne fortune de toujours rencontrer ce que nous cherchions.

Il s'agit peut-être là d'une série un peu spéciale, et nous n'oserions dès maintenant, en l'absence d'une statistique plus étendue, soutenir que cet exanthème est constant, mais nous sommes certainement en droit de conclure qu'il est au moins très fréquent dans l'embarras gastrique aigu fébrile.

On pourra nous objecter que le nombre de nos observations est bien restreint pour une maladie aussi commune que l'embarras gastrique ; nous répondrons qu'en pratique on en rencontre fort peu de cas dans la clientèle hospitalière. Il s'agit là d'une affection trop légère le plus souvent pour que le malade se voie dans la nécessité de demander son entrée à l'hôpital. En fait, les cinq cas que nous rapportons sont les seuls cas d'embarras gastrique aigu fébrile qui se soient présentés depuis un an et demi à l'Hôtel-Dieu dans le service de nos maîtres, dans celui de M. le Dr Moutard-Martin pendant la fin de l'année 1884, et dans celui de M. le professeur Vulpian au cours de 1885.

C'est en ville, nous en sommes convaincu, que l'on pourra le plus facilement se livrer à des recherches de ce genre. Ainsi, nous-même, dans le cercle bien restreint des personnes à qui nous soyons à même de donner des conseils médicaux, c'est-à-dire parmi nos amis, nous avons pendant le même temps pu recueillir deux observations.

Il est d'ailleurs une remarque fort importante à faire. L'exanthème dont nous parlons est un exanthème généralement très discret : il doit être cherché par le médecin.

Dans plus des deux tiers des cas, nous en sommes persuadé, il échappe au malade. De plus, il peut arriver que celui-ci, bien que s'étant aperçu de quelques rougeurs, ne voie là rien d'intéressant et ne signale rien au médecin.

Ainsi, dans notre petite statistique, quatre malades ignoraient absolument l'existence d'une manifestation cutanée quelconque à la surface de leur corps, un cinquième avait bien remarqué quelques papules, mais n'y attachait aucune importance, et, ne voyant à cette petite éruption aucun rapport avec son état, ne nous en aurait certainement pas parlé si nous ne l'avions interrogé à cet égard. Deux seulement nous ont signalé l'érythème qu'ils portaient.

II

DE L'ÉRUPTION.

L'éruption consiste en papules rosées, de dimensions variables, en nombre généralement assez limité, disséminées irrégulièrement sur la surface cutanée.

Ce sont des papules : nous n'avons jamais vu ni vésicules, ni bulles, ni pustules. Passent-elles par l'état maculeux, avant d'arriver à l'état papuleux? C'est possible, mais ce ne serait en tout cas qu'un aspect absolument éphémère. Nous n'avons jamais aperçu de macules à côté des papules même toutes récentes, et dans deux cas où les malades connaissaient leur éruption et l'avaient observée avec soin, ils nous ont affirmé que dès l'emblée elle présentait un relief sensible.

Elles sont rosées : jamais blanches comme celles de l'urticaire. En règle elles ne sont point hémorrhagiques, mais aux membres inférieurs et surtout sur les jambes, elles présentent toujours une couleur plus foncée que sur les autres parties du corps.

A la pression, la coloration des bords de la papule s'efface, mais son centre pâlit, seulement et reste rosé d'une façon très appréciable. Quant à celles des jambes la pression n'en efface pas les contours et n'a d'autre effet que de faire pâlir l'ensemble de la papule.

Les papules sont de dimensions en moyenne égales à celles d'une forte lentille, et qui peuvent atteindre celles d'une pièce de cinquante centimes. Elles ne dépassent guère ces limites extrêmes. Mais il arrive que plusieurs papules voisines se réunissent et forment une plaque qui peut être alors de dimensions très supérieures à celles que nous indiquons. Nous avons vu une de ces plaques presque aussi large qu'une pièce de cinq francs en argent.

La forme des papules est régulièrement arrondie ou légèrement ovalaire; leurs bords ne présentent jamais d'irrégularités. Quant aux plaques, on conçoit que leur forme varie beaucoup; mais, bien que leur aspect général puisse paraître plus ou moins irrégulier, en en examinant les bords, on voit qu'ils sont toujours formés de contours arrondis, ceux des papules composantes.

Le nombre de ces efflorescences cutanées est très variable; toutefois, il s'agit toujours là comme nous l'avons dit d'une éruption discrète, et le plus souvent même si discrète qu'elle passe inaperçue du malade et aussi du médecin.

Chez notre premier malade en date, où l'exanthème s'est montré le plus confluent, on comptait environ 100 papules sur la surface du corps;

Le second en portait une vingtaine;

Le troisième 14, plus un groupe formant plaque;

Le quatrième de 60 à 70 ;

Le cinquième 40 environ ;

Le sixième 12 ;

Le septième deux plaques résultant de la cohérence de 10 à 12 papules.

Comme localisation l'éruption se montre de préférence sur les membres et le tronc, nous ne l'avons vue qu'une fois se montrer sur la face.

3 fois elle n'existait que sur les membres ;

1 fois sur le tronc seulement;

2 fois sur les membres et le tronc simultanément;

1 fois, enfin, elle s'est montrée sur les membres, le tronc et la face.

Sur les membres, les papules étaient plus nombreuses du côté de l'extension; aux mains et aux pieds nous n'en avons vu qu'à la face dorsale, nous n'en avons pas observé à la face palmaire et à la face plantaire; sur le tronc, nous n'en avons trouvé que sur les parties antéro-latérales du corps, sur le ventre, la base du thorax ; aucun de nos malades n'en a eu sur le dos. Chez le seul malade qui présentait des papules sur la face, elles occupaient sa partie inférieure : le menton et le bas des joues ainsi que le cou.

La durée de l'éruption est très courte : elle reste en l'état de un à deux jours, puis se modifie rapidement. Les papules pâlissent, s'affaissent et se rétrécissent. La rougeur diminue d'étendue, les papules paraissent plus petites ; ceci est surtout marqué sur les groupes de papules conglomérées, sur les plaques. La couleur de rosée devient brun jaunâtre.

En deux jours environ, l'éruption a à peu près complètement disparu et l'on ne trouve plus à la place des papules qu'une pigmentation jaunâtre légère, qui reste appréciable plusieurs jours encore, puis disparaît enfin à la suite d'une desquamation furfuracée, rarement sensible à l'œil nu, mais que l'on observe assez facilement à la loupe. Pour la mettre en évidence, il suffit de gratter légèrement avec l'ongle les parties pigmentées ; la peau se détache alors en petites parcelles, tandis que la même manœuvre opérée sur les parties voisines les laisse intactes.

Cette éruption n'est ni prurigineuse, ni douloureuse. Cependant, nous avons noté quelquefois une certaine sensation de cuisson au niveau des papules quand elles étaient confluentes vers les extrémités. Dans ces mêmes cas, la pression sur les papules déterminait une très légère douleur.

En même temps que l'exanthème, nous avons pu voir trois fois un énanthème qui occupait le pharynx et l'isthme du gosier. La gorge était rouge, sans gonflement, sans exsudat; les amygdales étaient indemnes. La rougeur portait sur la paroi postérieure du pharynx, sur les piliers, la luette et la partie postérieure du voile du palais. L'un de ces malades (obs. I) se plaignait assez vivement de sa gorge ; il avait de plus des bourdonnements et une diminution de l'ouïe du côté de l'oreille gauche. Ces phénomènes se dissipèrent très vite, en deux jours. Les deux autres malades n'éprouvaient au niveau de la gorge qu'une gêne légère. Deux fois les lèvres étaient en même temps un peu gonflées, mais sans herpès.

La malade de l'observation VII, entrée au troisième jour de la maladie, nous a rapporté avoir eu mal à la gorge la veille, mais dans le service, au moment où nous l'avons examinée, la gorge présentait un aspect normal.

Quant à nos trois autres malades, pour l'un nous sommes sûrs qu'il n'y avait rien d'appréciable du côté de la gorge, mais pour les deux autres, leurs observations ont été prises à une époque où notre attention n'avait pas été suffisamment éveillée sur ce point et il se peut que des manifestations analogues et non douloureuses nous aient échappé.

L'apparition de l'énanthème se fait en même temps que celle de l'exanthème. Sa durée est plus courte encore peut-être; c'est là un phénomène fugace qui, dans les cas que nous avons observés, n'a pas persisté plus de vingt-quatre heures.

III.

SYMPTOMES ET MARCHE DE L'EMBARRAS GASTRIQUE AIGU FÉBRILE OU FIÈVRE GASTRIQUE.

Nous venons d'étudier l'éruption en elle-même, prise à part, isolée de toute autre manifestation morbide. Il convient maintenant de la faire rentrer dans son cadre et de la montrer, comme nous l'avons observée, entourée d'un certain nombre d'autres symptômes.

Ces symptômes, nous l'avons dit, sont ceux de cette affection que l'on désigne sous les noms d'*embarras gastrique aigu fébrile*, *fièvre gastrique* ou *fièvre synoque*, affection sur la nature de laquelle nous aurons à revenir bientôt.

La fièvre n'éclate pas d'emblée, il y a toujours une période prodromique ou plutôt d'invasion.

Il y a de la lassitude, de l'inaptitude au travail, un état de malaise général pénible. L'appétit disparaît, la soif augmente. La tête est lourde, bientôt douloureuse. En même temps apparaissent de petits frissonnements, des horripilations. Il y a un état nauséeux, un goût amer dans la bouche. Le malade dort mal, le sommeil est agité par des rêvasseries.

Le second jour, les mêmes signes persistent avec aggravation. La céphalalgie devient très pénible, gravative. L'état nauséeux continue et peut déterminer des vomissements, généralement bilieux. La physionomie est fatiguée, les yeux abattus, le teint plombé. Très souvent, nous l'avons vu trois fois sur nos sept observations, il y a une coloration ictérique assez marquée, surtout à la face. Les lèvres sont rouges, fréquemment gonflées et gercées. Le malade se plaint quelquefois de douleur de gorge. La langue est sale, couverte au milieu d'un enduit saburral blanc jaunâtre, rouge à la pointe.

Il y a de la constipation, les urines sont rouges et chargées, parfois brunes, s'il y a de l'ictère.

Le pouls s'accélère, la peau est chaude et sèche, et le plus souvent la fièvre apparaît dès le second jour. Elle est fort vive dès l'emblée et dépasse communément 39°. Elle reste fixée à ce niveau, sans abaissement matinal marqué, pendant deux jours en moyenne, puis tombe souvent le troisième jour. Dans nos observations III et VI, on voit deux exemples de défervescence brusque au troisième jour. Deux autres de nos malades (obs. I et V), entrés à l'hôpital, l'un le quatrième et l'autre le cinquième jour de leur maladie, avaient une température de 37°, tout en se sentant encore souffrants, et affirmaient avoir eu une forte fièvre avant leur entrée. Mais il n'en est pas toujours ainsi et dans certains cas la période fébrile est plus longue, elle peut atteindre sept et neuf jours. C'est à ces cas-là surtout que l'on donne le nom de fièvres synoques. Mais alors la fièvre change de caractère et de continue qu'elle était au début devient nettement rémittente, restant aux environs de 39° le soir, mais tombant le matin au-dessous de 38°. Notre observation VII offre un tracé de ce genre.

C'est pendant la période fébrile, de douze à trente-six heures après son début, que se montre l'éruption cutanée. L'énanthème guttural, que nous avons observé trois fois, avait peut-être un peu précédé les manifestations sur le tégument externe.

En même temps qu'apparaît l'éruption, la constipation fait généralement place à la diarrhée, et celle-persiste pendant deux ou trois jours, jusqu'à la fin de la maladie habituellement. Il s'agit toujours d'ailleurs d'une diarrhée assez légère : trois de nos malades avaient seulement une selle liquide par jour.

L'éruption restant en état deux jours environ et demeurant encore appréciable quelquefois passé ce temps, survit à la fièvre quand celle-ci est de courte durée, c'est-à-dire dans les cas les plus fréquents. Quand la fièvre est prolongée, l'éruption n'en est pas troublée et fait son évolution toujours dans le même espace de temps.

La terminaison constante de l'embarras gastrique aigu fébrile est la guérison, qui survient du cinquième au dixième jour. L'ictère, quand il y en a eu, et si marqué qu'il ait été, disparaît avec autant de rapidité qu'il s'était montré et ne survit jamais à l'affection qui l'avait causé.

Cette courte maladie laisse après elle un état de faiblesse parfois très prononcé, mais qui disparaît en quelques jours, dès que l'appétit est revenu.

En terminant ce chapitre, nous avons à nous demander si la marche de cette affection peut être modifiée par la thérapeutique, notamment par un traitement antipyrétique et surtout par la médication évacuante traditionnelle.

Le traitement antipyrétique, par le sulfate de quinine par exemple, semble avoir un bon effet, surtout lorsque la fièvre se prolonge. Quant à la médication évacuante, à la différence de ce qu'elle produit dans l'embarras gastrique vrai, subaigu, apyrétique, où elle se montre vraiment héroïque, dans les cas dont nous nous occupons nous ne lui avons jamais vu produire un effet appréciable sur la marche de la maladie.

IV

NATURE ET ÉTIOLOGIE DE L'EMBARRAS GATSRIQUE AIGU FÉBRILE

Quelle est la nature de cette affection que nous venons de décrire sous les noms d'embarras gastrique aigu fébrile, de fièvre gastrique ou de fièvre synoque ? Jusqu'ici nous n'avons voulu faire aucun choix parmi ces appellations, et si nous avons employé plutôt que d'autres celle d'embarras gastrique aigu fébrile, c'est simplement parce qu'elle est le plus ordinairement en usage parmi les médecins français. On la trouve encore souvent désignée sous le nom de gastrite catarrhale aiguë, catarrhe gastrique fébrile. C'est sous ce dernier titre par exemple qu'elle est décrite dans le Traité de pathologie de M. le professeur Jaccoud.

Cette diversité de noms a sa cause dans la différence des opinions au sujet de la nature de l'affection.

Nous allons brièvement passer en revue les doctrines émises sur ce sujet.

La plus ancienne est la doctrine humorale : sous l'influence des variations atmosphériques, surtout aux changements de saison, à la suite de l'ingestion d'aliments difficilement assimilables ou pris en trop grande quantité, les saburres s'accumulent dans l'estomac et l'intestin, les irritent et causent des désordres locaux tout d'abord. Puis, si elles y séjournent un certain temps, elles sont absorbées en partie, pénètrent dans le sang et déterminent de l'inflammation et de la fièvre. C'est la théorie des vieux auteurs que nous trouvons bien exposée par Schmidtmann, celle de l'*embarras gastrique*. Comme on le voit, elle prétend expliquer que la fièvre puisse exister ou faire défaut, suivant les cas. Parmi les différentes appellations proposées sous l'influence de cette doctrine, outre celle d'*embarras gastrique* la plus usitée, nous citerons encore celles d'*état saburral, muqueux de l'estomac, fièvre continue gastrique saburrale, fièvre gastrico-saburrale.* De ces idées théoriques sur la nature de la maladie découle tout naturellement l'indication de la médication évacuante. C'est celle qu'appliquaient les médecins anciens, celle qui est encore le plus couramment employée, et il est certain que sur un grand nombre de malades, sur ceux qui sont sans fièvre, elle a des résultats merveilleux et abrège nettement la durée de l'affection.

Une seconde doctrine invoque une inflammation primitive de la muqueuse stomacale ; c'est la théorie de la *gastrite* à laquelle s'attache le nom de Broussais. Il y aurait inflammation, très légère dans les cas apyrétiques, plus vive dans les cas à température fébrile. A l'appui de cette opinion on allègue, les douleurs d'estomac spontanées ou à la pression, le bon effet de la diète. Pour les partisans de cette conception, on comprend que la médication évacuante n'ait pas paru rationnelle. Aussi Broussais voulut-il appliquer à la maladie une médication antiphlogistique : saignées, sangsues, vésicatoires, etc. Les résultats furent très mauvais, et les partisans même de la gastrite en sont revenus aux purgatifs et aux vomitifs dont l'effet salutaire est cependant bien difficilement explicable si l'on admet une inflammation des muqueuses. Comment peut-on comprendre en effet que le tartre stibié, par exemple, n'irrite pas davantage une surface déjà phlogosée. Dans cette doctrine on donne à l'affection qui nous occupe les noms de *catarrhe gastrique*, *gastrite catarrhale aiguë*.

Enfin nous arrivons à une troisième opinion, celle que professa Pinel, qui voit dans la maladie dont nous parlons, une petite maladie générale, une fièvre en un mot. C'est ainsi qu'on l'a désignée sous les noms de *fièvre éphémère*, *fièvre éphémère prolongée*, *fièvre bilieuse*, *fièvre synoque*, *fièvre gastrique*, *fièvre rémittente gastrique*, *fébricule*.

C'est à cette doctrine que nous nous rallions et nous ferons observer que la constatation d'un exanthème généralisé, peut-être constant, et en tout cas fréquent, au cours de l'affection, a le plus grand intérêt dans la question. Cette éruption ne s'expliquerait guère dans la première théorie, celle de la résorption des saburres, ne s'expliquerait pas du tout dans celle de la gastrite, et convient fort bien au contraire dans l'hypothèse d'une maladie générale. Nous savons en effet, sans parler des fièvres éruptives, que toute maladie générale peut être accompagnée de manifestations cutanées. Citons par exemple : la fièvre typhoïde, le typhus, la fièvre récurrente, la peste, le choléra, la syphilis, le rhumatisme, les pseudo-rhumatismes infectieux, la pyémie, les affections puerpérales, la blennorrhagie.

Mais il est une observation à faire immédiatement : cette théorie de la fièvre primitive et spécifique ne convient bien qu'aux cas du genre de ceux que nous rapportons, c'est-à-dire aux cas d'embarras gastrique aigu fébrile ; elle ne s'applique pas à l'embarras gastrique apyrétique.

C'est qu'en réalité il y a là deux maladies absolument distinctes : l'une affection locale, apyrétique, causée très vraisemblablement par le séjour dans le tube de matières mal digérées, très bien désignée par le nom d'*embarras gastrique;* l'autre fébrile, de cause différente et probablement infectieuse, maladie générale à laquelle on doit donner le nom de *fièvre*. Nous verrons d'ailleurs au chapitre du diagnostic que même en dehors de la présence ou de l'absence de la fièvre, la symptomatologie des deux affections présente d'assez notables différences.

Cette distinction est nécessaire, elle s'impose. En clinique elle est indiscutable, si bien que dans tous les livres ou la trouve toujours plus ou moins bien indiquée, et que, quelle que soit l'opinion de l'auteur sur leur pathogénie, on trouve presque partout séparément décrits l'embarras gastrique apyrétique et l'embarras gastrique fébrile. Or pourquoi vouloir faire dériver d'une même cause deux affections que cliniquement on reconnaît distinctes?

Dans le Manuel de Pathologie interne de M. Dieulafoy nous voyons une division qui présente quelque analogie avec celle que nous venons d'exposer, mais est plus compliquée. M. Dieulafoy décrit d'abord l'embarras gastrique, maladie locale, puis dans un autre chapitre les fièvres gastriques; mais il admet que ces fièvres gastriques ne sont pas toutes semblables et peuvent être d'espèces très diverses. Quoi qu'il en soit il déclare que ces fièvres peuvent avoir « les allures d'une maladie générale dans laquelle les troubles digestifs ne forment qu'un des coins du tableau. »

La distinction que nous indiquons explique les effets variables de la médication évacuante suivant les cas : dans l'embarras gastrique vrai, les effets en sont excellents, dans la fièvre gastrique ils sont à peu près nuls. Nous en relevons l'aveu dans un Traité récent des maladies de l'estomac, dont l'auteur, M. Audhoui est cependant partisan de la gastrite, de la fièvre inflammatoire : « Il arrive parfois « que la fièvre possède une certaine indépendance « vis-à-vis de la fluxion gastrique et alors elle lui « survit. L'état gastrique dissipé, le malade n'est « pas encore guéri, il lui reste l'éréthisme général. « Ces cas mal appréciés sont le triomphe de tous « les fébrifuges, de tous les succédanés du quinqui-

« na. Pourtant le quinquina leur est ici fort supé-
« rieur : quelques doses de sulfate de quinine
« suppriment sûrement cette fièvre persistante. »

Ceci étant admis que la fièvre gastrique est une maladie générale, on peut se demander s'il s'agit bien là d'une affection spécifique, ou bien si l'on ne se trouverait pas en présence de formes abortives d'une autre maladie, ordinairement plus grave. Certains ont soutenu que les synoques étaient des fièvres typhoïdes abortives. Cette opinion est assez répandue en Angleterre où, sous le nom de fébricules, plusieurs médecins les considèrent comme des fièvres typhoïdes avortées. Ici encore l'apparition d'un exanthème papuleux tranchera la question. En effet, on peut admettre que les formes abortives de la dothiénentérie n'offrent pas de taches lenticulaires, mais on ne saurait comprendre qu'elles eussent une éruption d'autre caractère. Il s'agit donc bien là d'une maladie spéciale.

Quel nom lui donnerons-nous désormais ?

Il va sans dire que nous repoussons les appellations qui reflètent les deux premières doctrines, ainsi celles d'*embarras gastrique* et celle de *gastrite catarrhale ;* mais parmi les autres laquelle choisirons-nous ?

Le mot de *fébricule* à l'inconvénient d'être communément employé en Angleterre et en Allemagne pour désigner les formes abortives de la fièvre typhoïde ; l'expression de *fièvre synoque* signifie étymologiquement fièvre continue et chez nous cette appellation est journellement appliquée à la fièvre typhoïde, ce qui amènerait des confusions; *fièvre éphémère*, mais tous les cas ne sont pas éphémères, aussi est-on obligé d'admettre une *fièvre éphémère prolongée*, ce qui complique inutilement les choses; *fièvre rémittente gastrique*, mais elle n'a pas toujours ce caractère rémittent; dans la majorité des cas c'est plutôt une fièvre continue très courte, et même dans ceux où elle se montre rémittente elle a d'abord débuté par une petite phase où la fièvre a été continue.

Le nom qui nous paraît préférable est celui de *fièvre gastrique*; il est court, simple, déjà en usage, et ne paraît pas avoir les inconvénients que nous avons reprochés aux autres; il a l'avantage de montrer qu'il s'agit d'une maladie générale, d'une fièvre, et d'indiquer que ses principaux symptômes s'observent du côté du tube digestif.

On a peu de notions sur l'étiologie de la fièvre gastrique. La plupart des causes déterminantes que l'on trouve indiquées dans les ouvrages peuvent engendrer certainement l'*embarras gastrique*, mais non la *fièvre gastrique*. Ainsi les actes d'intempérance, les excès de boire et de manger, l'ingestion d'aliments difficiles à digérer, comme les viandes grasses, le porc, les aliments salés, les légumes conservés, les œufs durs, les choux, le pain trop fraîchement cuit, donneront très bien soit une indigestion, ce qui est en somme de l'*embarras gastri-*

que suraigu apyrétique, soit de *l'embarras gastrique* vrai, mais jamais de la *fièvre gastrique*.

Quant aux causes prédisposantes signalées, il faut distinguer. Il en est, comme la faiblesse amenée par les maladies précédentes, la vie sédentaire, les travaux d'esprit, les veilles, la tristesse, qui ne produiront jamais que de la dyspepsie. Mais à côté, nous trouvons indiquées les influences saisonnières auxquelles on doit reconnaître un rôle considérable dans l'étiologie de la fièvre gastrique. C'est au cours de l'été surtout, au printemps souvent aussi qu'on la voit se montrer comme épidémiquement; le reste de l'année on n'observe guère que des cas isolés, toujours rares. Stoll qui a tant étudié le rôle des saisons dans la pathologie, l'a décrite dans ses *fièvres d'été*.

Ajoutons qu'à la différence de l'embarras gastrique vrai, qui frappe également tous les âges, la fièvre gastrique semble de préférence s'attaquer aux jeunes, à l'enfant et à l'adulte jeune.

Notre statistique restreinte n'apporte aucun élément nouveau sous le rapport de l'étiologie.

Sur nos 7 observations, 4 portent sur des femmes, 3 sur des hommes.

L'âge des sujets a varié de 20 à 34 ans. Mais nous avons observé dans un hôpital où les enfants ne sont pas admis.

La saison paraît avoir eu une influence dominante : 5 observations ont été recueillies en été, 1 au printemps, 1 en automne.

Nous n'avons jamais noté d'excès alimentaire.

Aucun de nos malades n'avait fréquenté des personnes atteintes d'affection semblable.

Aucun n'avait auparavant observé sur lui d'éruption analogue.

Aucun n'avait d'antécédents rhumatismaux.

En résumé, de tout ceci résulte que la fièvre gastrique est une maladie générale peu grave, à pronostic toujours bénin, survenant sous des influences épidémiques et saisonnières de nature très probablement infectieuses.

Par quelle voie se fait l'absorption de l'infectieux? Nous ne le savons pas. Mais en considérant cette localisation des symptômes si marquée sur le tube digestif et ses annexes, l'esprit est naturellement induit à penser que c'est par là que se fait l'infection, et que le germe pathologique doit pénétrer dans l'organisme avec les ingesta; tout comme dans la grippe, cette maladie voisine quoique certainement plus grave, la prédominance des accidents sur les voies respiratoires donne à croire que c'est par la respiration que l'infection s'opère.

Mais pour le moment ce sont encore là de simples conjectures.

V

DIAGNOSTIC DE LA FIÈVRE GASTRIQUE

A quels signes reconnaîtra-t-on la fièvre gastrique de l'embarras gastrique?

Très simplement, en constatant la température du malade. Est-ce à dire cependant que l'embarras gastrique vrai soit dans tous les cas complètement apyrétique? Ce serait là une affirmation trop absolue. Il peut y avoir une élévation de température, mais toujours très légère, et ne dépassant guère 38 degrés, ce qui ne ressemble en rien à la poussée vigoureuse du début de la fièvre gastrique qui presque constamment atteint de 39°,2 à 39°,6.

Et d'ailleurs, en dehors de la fièvre, il est d'autres signes distinctifs que nous allons énumérer, et dont quelques-uns ont une certaine valeur.

L'embarras gastrique peut avoir un début lent, se constituer progressivement à la suite de mauvaises digestions répétées. La fièvre gastrique éclate toujours brusquement. Dans les cas où l'embarras gastrique a un début brusque on peut presque toujours remonter à sa cause, à peu près constamment un excès de table ou l'ingestion d'aliments mal assimilables, tandis que pour la fièvre gastrique on ne trouve jamais aucune cause satisfaisante.

Dans l'embarras gastrique il n'y a jamais de mal de gorge. La langue est plus blanche, le mal de tête est moins marqué. Mais ce sont là de simples nuances. Un autre signe a beaucoup plus d'importance : ce sont les rapports nidoreux, d'odeur infecte, qui sont de règle dans l'embarras gastrique et aussi les gaz hydrosulfurés émis par l'intestin. Or ces phénomènes, témoins irréfutables de l'état de décomposition putride des matières contenues dans le tube digestif, ne s'observent jamais dans la fièvre gastrique.

La médication évacuante a dans l'embarras gastrique des effets merveilleux; si l'on néglige de l'appliquer il arrive souvent que des vomissements spontanés se produisent, vomissements *critiques* qui amènent la guérison. Dans la fièvre gastrique les purgatifs et vomitifs ont peu d'influence sur la marche de la maladie, c'est à la quinine qu'il convient de s'adresser. Il peut y avoir des vomissements, mais au début comme dans toutes les fièvres, et ils n'ont jamais de caractère critique.

L'embarras gastrique guéri, le malade se sent bien et peut aussitôt reprendre sa vie ordinaire et son travail; au contraire, la fièvre gastrique laisse après elle une véritable convalescence et une faiblesse qui peut quelquefois persister assez longtemps.

Le diagnostic de la fièvre gastrique au début est fort difficile et presque toujours on devra attendre avant de se prononcer. Il est à faire notamment avec les fièvres éruptives à leur période d'invasion, la grippe, la fièvre typhoïde, la rhumatisme et la courbature fébrile.

Pour les fièvres éruptives, l'apparition de l'éruption tranchera seule bien souvent la question. S'il s'agit d'une grippe le catarrhe oculo-nasal éclairera le diagnostic. La fièvre continue n'atteint pas d'emblée une température aussi élevée que la fièvre gastrique, mais une observation de quelques jours sera toujours nécessaire. Le rhumatisme se décèlera par ses douleurs articulaires, la courbature par les douleurs musculaires et articulaires et aussi par sa cause que l'on pourra toujours connaître par l'interrogatoire du malade.

La constatation de l'exanthème que nous avons observé permettra d'établir nettement le diagnostic vis-à-vis des affections que nous venons d'énumérer et comme son apparition est précoce, à la différence de celle des taches lenticulaires de la dothiénentérie, elle pourra rendre de grands services au médecin.

Mais ne pourra-t-elle pas créer quelques difficultés de diagnostic avec une autre d'affection, avec différents affections exanthématiques ?

Il n'y aura de confusion possible ni avec les fièvres éruptives ni avec les roséoles de causes diverses, et le diagnostic ne peut se poser qu'avec la maladie d'Hébra, avec l'érythème polymorphe.

Mais il y a entre l'érythème polymorphe et l'érythème discret que nous avons décrit des différences considérables.

C'est d'abord la nature de l'éruption, qui, dans la maladie d'Hébra, revêt généralement des aspects multiples sur le même sujet; sa confluence, toujours assez notable, surtout aux extrémités des membres; sa durée, de deux à quatre semaines en moyenne, nous dit Kaposi, de plusieurs mois, de plusieurs années quelquefois (Kaposi, Lewin), ce qui nous met bien loin des deux jours environ que dure notre éruption. Les symptômes généraux sont essentiellement variables, quelquefois nuls et permettant au malade de vaquer à ses occupations ordinaires; d'autre fois extrêmement graves et pouvant entraîner la mort, tandis que ceux de la fièvre gastrique sont toujours de même nature et de caractère constamment bénin.

En résumé donc on voit qu'il y a bien peu de ressemblances entre la maladie d'Hébra et l'érythème discret et fugace que nous avons observé.

OBSERVATIONS

Observation I (personnelle).

G... Placide, 34 ans, garçon de bureau, entré le 11 juillet 1884, salle Saint-Augustin, n° 19. Service de M. le Dr Moutard-Martin, suppléé par M. le Dr Letulle.

Ne se rappelle pas avoir été malade, n'a jamais eu d'éruption, pas de rhumatismes, pas d'alcoolisme, jamais de jaunisse ; pas d'écart de régime.

Lundi 7, au milieu d'une bonne santé s'est senti fatigué, petits frissonnements, un peu de faiblesse dans les jambes, mal de tête assez violent, léger mal de gorge. Le soir il ne peut manger, ne prend que du bouillon et du vin. Ses urines sont très rouges, il en est inquiet et les montre à un ami. Il dort mal. Le lendemain 8, il continue à avoir des frissonnements, ne mange pas ; soif assez ardente ; le soir se sent la fièvre « très fort » ; insomnie. Ces deux jours il ne va pas à la selle. Le 9, il se sent plus malade, il est très alourdi, et marche difficilement. La gorge est plus douloureuse, les ganglions sous-maxillaires et parotidiens sont légèrement gonflés; bourdonnements dans l'oreille gauche. Il remarque quelques taches roses sur ses bras et ses jambes. En même temps la diarrhée apparaît; deux selles liquides dans la journée. Il tousse légèrement. Urines roug brun.

Un ami qui vient le voir le trouve jaune. Il souffre toujours de la gorge. Le soir fièvre. L'insomnie persiste. Le jeudi 10, même état, il reste couché. Ses lèvres se gonflent légèrement.

Vendredi 10, entre à l'hôpital. Il a une teinte ictérique bien marquée. Ses matières sont gris vert clair. Les urines, de couleur brun foncé, contiennent une très petite quantité de pigment biliaire. Pas d'albumine.

Il se plaint de la gorge. Elle est rouge, érythémateuse, sans exsudat. La rougeur couvre le pharynx, les piliers, la luette et la partie postérieure du voile du palais. Les amygdales ne sont pas gonflées. Bourdonnements dans l'oreille gauche qui entend mal depuis deux jours. Ganglions sous-maxillaires et parotidiens un peu gros, un peu douloureux au toucher, mal de tête persistant, mais cependant moins intense que les jours précédents. Langue chargée, un peu rouge à la pointe; état nauséeux, goût amer dans la bouche, soif.

Eruption. — Membre supérieur droit. — Une vingtaine de papules sur les bras et l'avant-bras du côté de l'extension, 3 à la face interne du bras, 6 à la face dorsale de la main.

Membre supérieur gauche. — 28 papules disséminées.

Membre inférieur droit. — Une vingtaine de papules dont une large comme une pièce de 50 centimes à la face externe du genou. Sur la jambe, 8 papules sont légèrement purpuriques, changeant peu d'aspect à la pression. Sur le pied 6 papules non purpuriques.

Membre inférieur gauche. — Une trentaine de papules à la face externe de la cuisse et sur la région antéro-externe de la jambe; 4 à la face externe du pied; 2 à sa face interne. Celles du pied rouge foncé à tendance purpurique.

Rien à la face. Sur le tronc 2 papules au niveau du foie. Le scrotum est rouge vif.

Douleur de tête vive, sentiment de faiblesse générale. Pas d'appétit, soif. Pas de fièvre, 37°,6. Rate appréciable, 5 cent. de hauteur environ sur la ligne axillaire. Pas d'albumine, 2 verres d'eau de Sedlitz.

Le 12. L'éruption pâlit. Le scrotum commence à desquamer par petites lames. Pas de fièvre, 37°,4. La gorge va mieux, elle est moins rouge et moins douloureuse. L'ictère persiste.

Le 13. La teinte jaune diminue. Plus de pigment biliaire dans l'urine. Le malade se sent mieux, mais n'a pas encore d'appétit. L'éruption est brun pâle, sauf aux jambes où elle est plus foncée.

Le 14. L'éruption est à peine encore visible. La desquamation du scrotum s'achève. Sur les papules desquamation furfuracée, appréciable seulement à la loupe. Le sommeil revient, mais le malade est encore très faible.

Le 15. L'ictère disparaît. Le malade mange ; l'éruption s'efface sur les jambes. La gorge est guérie.

Le malade sort le 17.

Observation II (personnelle).

B..., étudiant en médecine, 26 ans.

Le 2 juin 1884 dans la journée, il se sent mal à l'aise, avec forte céphalalgie. Pas d'appétit, soif. Ne mange pas le soir, dort mal. Se sent la fièvre la nuit.

Le 3 au matin, il vient dans le service de M. Moutard-Martin, il est étourdi ; état nauséeux, la langue est chargée, le pouls un peu rapide; jusqu'ici constipation, urines rouges. M. Letulle lui conseille de rentrer chez lui et de prendre un éméto-cathartique.

Eruption. — Il porte sur chaque poignet 4 ou 5 papules rosées dont il vient de s'apercevoir. Malheureusement à cette époque notre attention n'était pas encore éveillée sur ce point, et nous n'avons pas poussé plus loin les recherches.

B... reste trois jours absent pendant lesquels la fièvre lui a paru tomber le 5, ce qui lui donne trois jours de durée. Le purgatif a été suivi d'une diarrhée légère pendant les trois jours. L'éruption a complètement disparu lors de sa rentrée dans le service le 7 juin.

Observation III (personnelle).

G... (Henriette), domestique, 20 ans, entrée le 16 juillet 1884, salle Sainte-Monique, n° 12, service de M. le Dr Moutard-Martin, suppléé par M. le Dr Letulle.

N'a jamais été malade, jamais de rhumatisme, jamais d'éruption sauf la rougeole dans son enfance. Pas d'écart de régime.

Avant-hier 14, elle s'est sentie mal à l'aise dans la soirée avec mal de tête intense. Dans la nuit, elle a mal dormi, a eu plusieurs frissons. Elle a eu un vomissement. Elle se sentait brûlante. Hier 15, n'a pas mangé, soif. Dès le matin, sensation de gêne légèrement douloureuse dans la gorge, langue sale, lèvres rouges et un peu gonflées. Elle a vomi deux fois de la bile verte. A 6 heures du soir, elle se fait conduire à l'hôpital. Ne dort pas la nuit. Etat nauséeux, goût amer. Elle à 39°.

Le 16. M. 39°,2; S. 39°. Le matin à la visite, la face est animée, fièvre « la langue sale », un peu rouge à la pointe. N'a pas été à la selle depuis deux jours. Elle se plaint un peu de la gorge. Celle-ci est très rouge, érythémateuse, mais nullement gonflée. La rougeur occupe le pharynx à sa paroi postérieure, les piliers et la partie la plus reculée du voile du palais.

Eruption. — On constate une éruption que la malade ne connaît pas.

Membre inférieur gauche. — A la racine du membre, sur la face externe de la cuisse et de la fesse, deux plaques de la surface d'une pièce de 2 francs environ, formées par la cohérence d'un certain nombre de papules isolées.

Sur la jambe 2 papules. Sur le pied 3 papules.

Membre inférieur droit. — Cuisse: un peu au-dessous du grand trochanter 3 papules, dont l'une est grande comme une pièce de 50 centimes; une autre aussi large et de relief très accusé à la partie interne de la cuisse.

Sur la jambe 3 papules. Sur le pied 2 papules.

Tronc. — Face antéro-latérale. Le groupe confluent de la cuisse gauche dépasse en haut la fesse et remonte sur le flanc jusqu'un peu au-dessus de la taille. En tout 8 papules dont une très marquée sur la septième côte. Rien à droite ; rien sur le dos ; rien sur la face.

Bras. — Une papule sur chaque bras.

Le soir, l'éruption pâlit déjà. La gorge est encore rouge. La malade se plaint d'avoir le cou un peu raide. Sensation pénible dans les reins. Pas de douleurs dans les membres. La bouche toujours amère. Purgation. Pas d'albumine.

Le 17. M., 37°,5 ; S., 38°. Mieux très marqué. La malade a bien dormi. La rougeur a à peu près complètement disparu. L'éruption n'est plus visible que sur les membres inférieurs où elle prend un ton jaunâtre.

Le 18. M., 37°,4 ; S., 37°,2. L'appétit reparaît. La malade se sent bien. Plus de rougeur de la gorge. Sur le corps on ne distingue plus que la papule de la face interne de la cuisse droite. Partout ailleurs seulement pigmentation à peine visible.

Sortie le 20 complètement guérie.

Observation IV.

(Recueillie dans le service de M. le Dr Hérard, communiquée par notre collègue et ami M. Cayla, interne du service.)

B... (Victorine), ménagère, 28 ans, entrée à Sainte-Madeleine, n° 10, le 9 août 1884.

Le dimanche 6, dans la journée, mal de tête, mal de cœur, soif, n'a pas mangé le soir. La nuit agitation, rêves. Le lendemain 7, même état, mal de tête violent, bourdonnements d'oreilles. Ne peut manger, prend seulement du thé et du lait. Frissonnements répétés. La nuit fièvre. Le 8, la fièvre continue, état nauséeux, envies de vomir, goût amer dans la bouche. La pression sur l'épigastre est douloureuse. Douleurs abdominales, constipation. Toujours bourdonnements. Les urines sont extrêmement rouges.

Entre le 9 au soir. T. 39,4. Fièvre assez élevée, mal de tête violent, sensation de courbature générale. Douleurs dans les membres, mais non au niveau des articulations. Léger mal de gorge. Pas d'albumine.

Eruption. — En examinant la malade on trouve sur elle une éruption papuleuse dont elle ne s'est pas aperçue.

Membre inférieur droit. — 1 papule sur la cuisse, 3 sur la jambe, rien sur le pied.

Membre iuférieur gauche. — Sur la cuisse un groupe saillant de 6 papules environ ; sur la jambe 10 à 12 papules.

Membre supérieur droil. — 4 papules sur le bras.

Membre supérieur gauche. — 6 papules sur le bras, 3 sur la face dorsale de la main. Rien à la face, rien sur le tronc.

Ces papules ne sont pas prurigineuses, mais les plus grandos sont légèrement douloureuses à la pression.

La gorge est rouge, d'une rougeur appréciable mais à contours mal limitées. Elle est surtout marquée sur la paroi postérieure du pharynx et des piliers.

Langue sale, blanc jaunâtre, rouge vers la pointe.

Bourdonnements dans l'oreille droite.

Une selle diarrhéique.

Le 10. M. 38,4. S. 39,2. La tête est lourde, toujours état nauséeux, goût amer, désagréable dans la bouche. Elle a mal dormi.

La gorge est moins rouge et aussi moins douloureuse.

Les taches pâlissent déjà d'une façon sensible.

Urines rouges et troublées. Pas d'albumine.

Encore une selle liquide.

Purgation.

Le 11. T. 37°. Plus de fièvre ce matin. La nuit a été meilleure, la malade a mieux dormi. A la place de l'éruption on ne voit plus qu'un peu de pigmentation jaunâtre. L'appétit revient, un degré.

Le 12. Le mieux continue, mais la malade est encore faible et un peu étourdie quand elle se lève. Néanmoins elle demande à rentrer chez elle.

L'éruption ne laisse plus de traces visibles.

OBSERVATION V (personnelle).

H.., (Laure), 21 ans, fille de salle, entrée le 18 avril 1885, n° 8, salle Sainte-Martine, à l'Hôtel-Dieu, dans le service de M. le professeur Vulpian, suppléé par M. le Dr Letulle.

N'a jamais été malade, sauf rougeole à six ans et pneumoie à douze ans. Pas de rhumatisme.

Dimanche 13. Au milieu d'une santé bonne, sans aucune cause, sans écart de régime, elle s'est sentie mal à l'aise dans la soirée, très fatiguée, comme courbaturée. La nuit elle a mal dormi, se réveillant souvent et rêvassant dès qu'elle s'endormait. Elle avait très chaud et croit qu'elle a eu de la fièvre.

Le lendemain, lundi 14, elle s'est trouvée la figure très jaune, les conjonctives étaient fortement teintées. En même temps elle remarqua quelques papules roses au niveau des maxillaires inférieurs. Elle s'examina alors avec soin et découvrit sur elle une éruption assez généralisée.

Eruption à la face. — A la face, le long du corps des maxillaires inférieurs, une dizaine de papules assez larges.

Sur les membres supérieurs. — Quelques papules seulement à la face dorsale des poignets.

Sur les membres inférieurs. — Une dizaine de papules sur la face antéro-interne des cuisses; puis l'éruption se montre plus confluente sur les jambes et surtout à leur partie inférieure, pour redevenir très discrète sur les pieds qui ne portent chacun que 3 ou 4 papules. Sur chaque jambe entre le genou et l'articulation tibio-tarsienne il y a de 30 à 35 larges papules. Rien sur le tronc.

La couleur des papules est rose clair sur le corps, rose plus foncé sur les jambes, mais sans avoir aucunement le caractère hémorrhagique. Leur relief est léger comme appréciable. Pas de nouure. L'éruption n'est pas prurigineuse. Aux mollets, là où elle est confluente, la malade a comme une sensation de légères piqûres d'épingle.

Ce même jour où elle remarquait l'éruption, c'est-à-dire le lundi 14, elle se sentait une forte fièvre. Elle éprouvait une soif vive; sa langue était recouverte d'uu enduit blanc jaunâtre. Elle avait mal à la tête, assez légèrement, mais se sentait tout étourdie. Ayant voulu se lever chez elle elle fut obligée de se recoucher aussitôt ne pouvant pas se tenir debout.

Le lendemain, mardi, l'éruption pâlit un peu, la malade restait au lit, se sentant encore une fièvre assez élevée. A la constipation, qui existait depuis samedi, a succédé une diarrhée légère. Deux selles.

Le mercredi, la fièvre est tombée. L'éruption était encore visible, mais d'une couleur très atténuée. La malade se sent mieux, mais une amie qui vient la voir, et à laquelle elle montre les restes de son éruption, l'effraye et lui conseille d'entrer à l'hôpital.

Elle entre le 17, au matin. Pas de fièvre, plus de mal de tête, encore un peu de diarrhée. L'appétit revient, mais la malade se sent encore faible sur ses jambes.

Plus de traces d'éruption sur la ace et les poignets, mais sur les membres inférieurs il y a une pigmentation jaunâtre bien visible aux points qu'occupait auparavant l'éruption rosée. Par places, on voit une très légère desquamation. Il y a une tache jaune très marquée à la partie interne de la cuisse droite; la malade se souvient d'avoir eu là une large papule.

En somme, la malade est aujourd'hui guérie et ne se plaint

plus que de faiblesse. La coloration ictérique du visage n'est presque plus sensible. Pas d'albumine.

La pigmentation jaune des jambes a complètement disparu. Plus d'ictère appréciable. Appétit normal, forces revenues.

La malade reste à l'hôpital pour se faire soigner d'une métrite déjà ancienne avec ulcération du col.

Observation VI (personnelle).

M. S..., avocat, 27 ans.

15 juin 1885. Se sent fatigué, mal à l'aise dès le matin, ne mange pas à déjeuner; dans la journée, est obligé de quitter l'étude où il travaille. Il rentre chez lui; mal de tête et état nauséeux.

Il remarque qu'il est très jaune. Dort mal, sommeil agité.

Le 16. Il constate, le matin, sur ses jambes et ses cuisses, une éruption de papsules rosées disséminées, au nombre d'une quarantaine environ, larges en moyenne comme une pièce de 50 centimes.

L'ictère persiste; garde la chambre, se purge, sent qu'il a la fièvre.

Le 17. Se sent beaucoup mieux; plus de fièvre; l'éruption pâlit, la teinte jaune diminue.

Le 18. Le malade se trouve tout à fait bien; tâches jaunâtres à la place des papules.

Réflexion. — Observation incomplète sous certains points, nous n'avons vu le malade qu'après sa guérison.

Observation VII (personnelle).

D... (Marie), 21 ans, brodeuse, entre le 12 novembre, salle

Sainte-Martine, n° 14, dans le service de M. le professeur Vulpian.

Mercredi 11, s'est sentie fatiguée, comme courbaturée. Elle n'a pas pu manger. Soif. Céphalalgie assez intense; elle mouche un peu de sang. Dort mal. Le lendemain, jeudi, même état; de plus, elle souffre un peu de la gorge et de l'oreille. Douleurs d'estomac et de ventre, froid et frissonnements. Goût amer dans la bouche. Elle ne peut rester debout et se voit forcée de garder le lit. Le soir, fièvre légère. Insomnie.

Le 13. T. s. 38°. Elle entre à l'hôpital, se plaignant de mal de tête et de mal de ventre. Langue sale.

Jusqu'ici constipation. Soif. Pas d'albumine.

Éruption. Sur le ventre, deux plaques papuleuses rosées, que la malade n'a point vues. L'une d'elles, la plus grande, située à la hauteur de l'ombilic, à gauche, à 5 centim. de la ligne médiane, a la surface environ d'une pièce de deux francs en argent. Elle est formée de 10 ou 12 papules conglomérées, La seconde plaque, plus petite et située plus bas, est formée de 5 à 6 papules. Aux membres inférieurs et supérieurs, à la face, pas de traces d'exanthème. Cette éruption n'est ni prurigineuse ni douloureuse.

Le 14. T. m. 37,4; s. 39,4. Même état; l'éruption n'a pas varié. Toujours constipation.

Le 15. T. m. 37,7; s. 38,6. L'éruption pâlit légèrement, les taches diminuent de surface de leur périphérie vers le centre.

Toujours mal de tête, insomnie, soif. Une selle diarrhéique.

Le 16. T. m. 38°; s. 38,8. Diarrhée légère; l'éruption pâlit toujours.

Le 17. T. m. 37,6; s. 39. La petite plaque a complètement disparu; la grande est encore un peu visible.

Le 18. T. m. 37,5; s. 39,2. A la place des deux plaques, on ne voit qu'une légère pigmentation jaunâtre. La fièvre persiste avec un caractère rémittent. Toujours pas d'appétit, état nauséeux, soif.

Le 19. T. m. 37,3; s. 37,5. La malade a mieux dormi. Encore diarrhée. Deux selles liquides.

Le 20. T. m. 36,8; s. 39. Pas de fièvre hier au soir. Mais l'appétit ne revient pas. Langue rouge à la pointe. Sensation d'abattement.

Le 21. T. 37,3; s. 38,4. Même état. La céphalalgie a disparu. La pigmentation qui avait suivi l'éruption n'est plus visible. Une seule selle.

Le 22. T. m. 36,8 ; s. 36,2. Mieux considérable. L'appétit commence à se manifester. Plus de diarrhée. Elle veut se lever, ne peut pas marcher, est obligée de se recoucher aussitôt.

Le 23. T. m. 36,2; s. 38,2. Le mieux continue. Mais l'appétit reste encore languissant.

Le 24. T. m. 37,3; s. 37,4. Se sent très bien, mais encore faiblesse. Se lève et se sent tout étourdie, tremble sur ses jambes. Appétit.

La malade sort guérie le 1er décembre.

CONCLUSIONS

I. — Dans l'embarras gastrique aigu fébrile, ou fièvre gastrique, on peut observer un exanthème papuleux fugace généralement très discret.

II. — Si cet exanthème n'est pas constant, il est du moins très fréquent.

III. — L'existence de cet exanthème indique bien que la fièvre gastrique est une maladie générale.

IV. — On doit d'ailleurs séparer nosologiquement l'embarras gastrique de la fièvre gastrique. L'embarras gastrique est une affection de cause locale, la fièvre gastrique une maladie générale, de nature probablement infectieuse.

INDEX BIBLIOGRAPHIQUE.

Hoffmann. — De febre stomachica inflammatorià, — in Medicina rationali systematicâ, t. IV, sect. II, cap. 3. Halæ, 1730-1740.

Boerhaave. — Ventriculi inflammatio, éd. Paris, 1771, t. III, p. 194 et s.

Stoll. — Aphorismi, trad. Mahon et Corvisart, 1809.

Guersant. — Art. Gastrite, in Dict., en 60 vol., 1816.

Rambaud. — Sur la fièvre dont le siège primitif est dans les organes gastriques, Strasbourg, 1820.

Broussais. — Histoire des phlegmasies chroniques, 1822.

Schmidtmann. — Summa observationum, Berlin, 1826.

Frank (J). — Traité de médecine pratique, trad. 1842, t. I.

Andral. — Clinique médicale, t. I, 1839.

Gendrin. — Traité philosophique de médecine pratique, t. II, 1839.

Dalmas. — Dict. in 30 vol., 1836.

Martin-Solon. — Gaz. méd., Paris, 1836. De l'embarras gastrique.

Piorry. — Leçons sur les gastropathies. Gaz. hôpitaux, 1855.

Brinton. — Maladies de l'estomac, trad. Riant.

CHAUFFARD. — Arch. méd., 1863.

RIANT. — Les maladies de l'estomac d'après les travaux anglais, Arch. méd., janv. 1870.

MONNERET. — Pathologie interne et Pathologie générale.

MONNERET et FLEURY. — Art. Gastrique, in Compendium, 1841.

LUTON. — Art. Estomac, in Dict. de méd. et de chir. pratiques, 1871.

JACCOUD. — Traité de pathol. interne, 1882.

DIEULAFOY. — Manuel de pathol. interne, 1882.

AUDHOUI. — Traité des maladies de l'estomac, 1883.

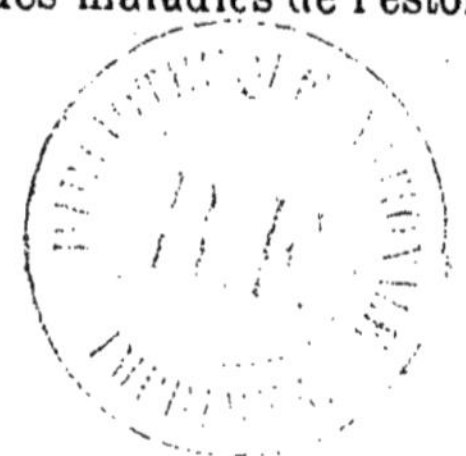

Paris. — A. PARENT, imp. de la Fac. de méd., A. DAVY, successeur,
52, rue Madame et rue Corneille, 3.

www.ingramcontent.com/pod-product-compliance
Ingram Content Group UK Ltd.
Pitfield, Milton Keynes, MK11 3LW, UK
UKHW020410220726
13923UKWH00004B/1857

9 782019 299583